PRÉCIS D'UROLOGIE

INTERPRÉTATION DES RÉSULTATS ANALYTIQUES

MÉDICAMENTS INJECTABLES

MARY LAURENT

PHARMACIEN

LABORATOIRE
Analyses Médicales

°CE SPÉCIAL D'ORDONNANCES

ÉR.... ...ATION APPLIQUÉE
....rmacie

PRÉCIS D'UROLOGIE.

INTERPRETATION DES RESULTATS ANALYTIQUES

MÉDICAMENTS INJECTABLES

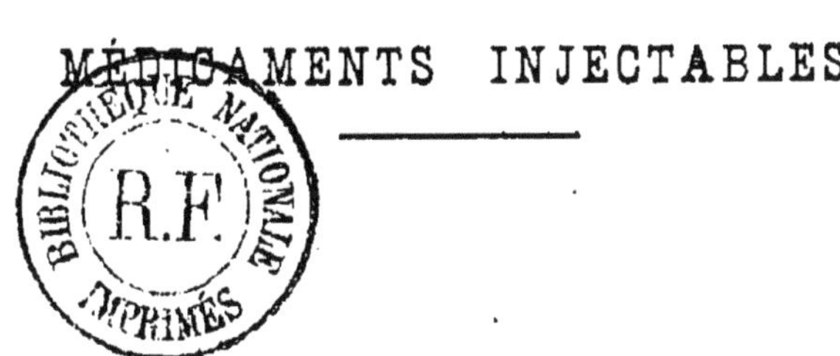

MARY LAURENT

PHARMACIEN

LABORATOIRE
d'Analyses Médicales

SERVICE SPÉCIAL D'ORDONNANCES

STÉRILISATION APPLIQUÉE
à la pharmacie

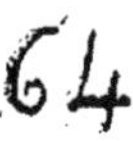

COMPOSITION MOYENNE
de l'urine

Volume de 24 heures.. 1.200 à 1400 c. c.
Couleur .... jaune citrin ou ambré.
Aspect................ transparent.
Dépôt................ nul ou floconneux.
Odeur .... sui-generis.
Consistance .... fluide.
Réaction .... franchement acide.
Densité................ 1022.
Éléments organiques... 3o à 35 gr. par 24 h.
    —   minéraux .... 16 à 21 gr.
Éléments fixes (total)... 46 à 56.
Acidité en acide
   oxalique........... 2.
Acidité en acide sulfu-
   rique.............. 1.55.
Urée............... 26.5o.
Acide urique.......... o.5o à o.6o.
   —   hippurique...... o.6o à o.9o.
Créatinine......... .... 1.?o.
Xanthine.............. o.o6.
Matières extractives et
   colorantes......... 4.oo.
Acide phosphorique
   total.............. 3.2o.
Phosphates alcalins.... 5.oo.
   —   terreux .... 2.13.
Chlorures .... 10 à 12 gr.
Acide sulfurique....... 3.
Chaux................ o.45.
Magnésie............. o.6o.
els ammoniacaux. ... o.9o.

Désassimilation - Assimilation

On entend par désassimilation et assimilation l'ensemble des phénomènes effectués par l'organisme en partant de l'albuminoïde pour revenir à l'albuminoïde, après l'avoir utilisé et transformé en des formes multiples qui conviennent à chaque partie du corps.

Contrairement aux opinions généralement admises jusque là, que seules les combustions présidaient aux actes de la vie, Armand Gautier démontra dès 1881, que non-seulement l'estomac, le pancréas, l'intestin, le foie, étaient le siège de phénomènes fermentatifs et anaérobies, mais que c'était bien ainsi que fonctionnaient tous ou presque tous les protoplasmas cellulaires.

Il démontra que chaque noyau cellulaire, secrétait des produits spécifiques à la manière des diastases, dans le but de transformer les albuminoïdes apportés par le sang en produits de remplacement aptes à être assimilés, c'est-à-dire de même nature que la cellule qui les aura engendrés.

Ces transformations de l'albuminoïde s'effectuent par fixation d'hydrogène sur la molécule par le ferment ou noyau cellulaire, comme le fait la levure de bière qui transforme les sucres en alcool, en acide carbonique et en eau.

Ces dédoublements ont lieu sans le concours de l'oxygène en milieu réducteur par hydrolyse et fermentation, de sorte que l'on a appelé *vie anaérobie* l'ensemble de ces phénomènes.

Certaines parties des tissus sont plus ou moins réductrices. Les parties grises du cerveau, de la moëlle, certaines zones osseuses, les synoviales, le sont peu.

Le foie au contraire, est essentiellement réducteur, il s'y forme directement la majeure partie de l'urée qui représente le dernier terme des actes chimiques de l'organisme.

Les fermentations intestinales jouent également un rôle très important dans la désassimilation, en perfectionnant la peptonisation effectuée par l'estomac.

Les aliments albuminoïdes, une fois ingérés subissent dans l'estomac sous l'influence de la diastase sécrétée par les cellules, la pepsine, en milieu acide, un commencement de désassimilation, c'est-à-dire d'hydratation, qui les transforme en peptones, les amidons sont également hydratés par la ptyaline de la salive et deviennent aptes à subir l'action *amyloli-tique* du pancréas.

Dans l'intestin la peptonisation s'accentue sous l'influence des ferments qu'il renferme, et de l'action *protéolitique* du suc pancréatique. Les graisses à leur tour mettent à profit un troisième ferment secrété par le pancréas, le ferment *stéatolytique*, qui les émulsionne et les saponifie avec le concours des acides biliaires. A partir de l'intestin ces actes chimiques ont lieu en milieu essentiellement alcalin.

La majeure partie de ces produits déjà élaborés se rend directement dans le foie par les capillaires de la veine mesaraïque, le reste va directement dans le sang par les chylifères.

Dans le foie, en même temps que l'urée, se forme toute une série de produits de dédoublement tels que glycogène, principes gras, amides complexes, composés créatiniques, corps xanthiques, de la taurine.

Ce qui passe par les chylifères fournit également, de la même manière, c'est-à-dire sous l'influence réductrice des noyaux cellulaires de l'organisme, de l'urée, des uréïdes, des corps xanthiques et créatiniques, mais au lieu de sucre et du glycogène, il se forme des produits de dédoublement de ces substances c'est-à-dire des graisses et de l'acide carbonique. Il n'y a donc d'indispensable pour la nutrition que l'albuminoïde puisque à lui seul il peut donner naissance aux sucres, aux graisses et aux substances azotées.

Nous n'avons envisagé jusqu'ici que la première phase de la désassimilation c'est-à-dire *la vie anaérobie.*

Les produits de remplacement que chaque cellule a préparés pour ses besoins personnels, sont alors assimilés à elle-même, deviennent matière vivante.

Les produits cellulaires qui en résultent entraînés à la périphérie de la cellule ou, suivant leur plus ou moins facile diffusion, amenés dans les humeurs, subissent la seconde phase de la désassimilation. Ils deviennent alors soumis à l'action de l'oxygène, sont brûlés et finalement rejetés par les urines, par la peau ou les poumons sous forme d'urée, d'eau, d'acide carbonique, d'acide oxalique, d'acides gras.

Ce sont les résidus de la combustion des graisses et des sucres.

« En effet les graisses donnent de la

glycérine immédiatement brûlée, puis des acides gras, stéarique, oléique, palmitique, qui par transformations ultérieures aboutissent aux acides caproïque, valerique, formique, oxalique (ce dernier peut aussi provenir de l'acide urique par hydratation) et surtout de l'acide lactique.

L'amidon après avoir passé à l'état de dextrine et de glycose donne naissance aux acides lactique, butyrique, acétique, oxalique.

Beaucoup d'acides qui entrent ou qui se forment dans l'organisme s'y brûlent complètement, d'autres sont brûlés en partie mais s'éliminent en partie.

Par la peau s'éliminent les acides formique, acétique, butyrique et probablement aussi les acides propionique, valérique, caproïque, caprylique.

Par l'intestin s'éliminent surtout les acides butyrique et acétique, ainsi que l'acide cholalique qui est un dérivé des acides biliaires.

Par les urines s'éliminent indépendamment des acides urique, hippurique, oxalurique, les acides phénique, taurylique damolique, succinique et enfin l'acide oxalique.

Tous ces acides proviennent indirectement soit de la substance du corps, soit des aliments et il peuvent tous dériver soit de la matière azotée, soit de la matière organique ternaire graisse ou amidon « Bouchard ».

En résumé, le travail intracellulaire laisse comme résidu un certain nombre de produits dont la plus grande partie est éliminé par les urines, et le reste par l'intestin.

Dans les urines figure en première ligne *l'urée*, puis, des substances *azotées* ayant subi un moindre degré d'hydratation et aussi des substances *non azotées* puis enfin de l'acide urique.

Les substances organiques *azotées* sont formées dans l'organisme par transformation des albuminoïdes :

Ce sont les leucomaïnes (*leukoma*, blanc d'œuf), dont les principaux groupes sont :

1° Leucomaïnes névriniques.
2° — créatiniques
3° — xanthiques
4° — aminiques
5° — acides amidés salifiables
6° — à chaînes grasses
7° — indéterminées

Les substances *non azotées* sont en majeure partie formées d'acides gras volatils et non volatils et d'hydrates de carbone.

Le travail intracellulaire donne encore naissance à des composés mal définis, véritables toxines provenant des fonctions diastasiques du noyau cellulaire des tissus.

Les diastases sécrètent des toxines, comme le font les bactéries, ces toxines urinaires ne sont donc pas issues des produits de transformation des albuminoïdes, mais bien des sécrétions propres à chaque catégorie de cellules.

Sels minéraux de l'Organisme

La molécule albuminoïde en même temps que le carbone, l'hydrogène, l'oxygène et l'azote, renferme du phosphore, et du soufre.

Le chlore est en majeure partie introduit à l'état de chlorure de sodium.

Les phosphates et les sulfates de même que les chlorures sont indispensables à l'organisme. Il n'est pas de micro-organisme, qui ne contienne du phosphore, ainsi que l'on peut s'en rendre compte en incinérant des bactéries ; celles-ci en contiennent des quantités relativement considérables.

Ils sont le milieu nutritif où la cellule puise, afin d'acquérir la faculté de régénérer.

Le phosphore pénètre dans l'organisme (voir acide phosphorique) à l'état d'acide glycérophosphorique et aussi à l'état de combinaison organique. Le soufre est transformé par oxydation en acide sulfurique qui s'unit aux bases apportées par les aliments. Une faible quantité de soufre reste comme le phosphore à l'état de combinaison organique.

Tous ces sels subissent la loi générale de l'assimilation, ils sont rejetés après avoir fait partie intégrante des cellules pour faire place à un apport équivalent de produit nouvellement élaboré.

De l'Analyse de l'Urine

En dehors de l'urée et de l'acide urique, toutes les substances azotées et non azotées sont désignées sous le nom de substances ternaires résiduelles.

L'urée représentant l'état le plus parfait que puisse prendre l'albuminoïde après avoir été utilisé, plus seront augmentées ces substances, plus sera ralentie la nutrition.

L'analyse de l'urine pour être rigoureusement complète devrait donc séparer chacun de ces produits, les doser, extraire les produits incristallisables, par dialyse, mais, outre que certaines de ces substances ne se rencontrent dans l'urine qu'à l'état de traces et qu'il faudrait en recueillir de grandes quantités, le travail minutieux et long qu'entraînent ces recherches oblige dans la pratique à simplifier.

Ainsi les leucomaïnes sont évaluées d'ensemble en azote en déduisant de l'azote total, l'azote de l'urée et l'azote de l'acide urique.

En 24 heures, il s'élimine environ 15 grammes 80 d'azote total.

Azote de l'urée	14
Azote de l'acide urique	0.20
Azote extractif	1.60
Azote total. . . .	15.80

Quant aux substances ternaires *non azotées* elles sont dosées par différence comme nous l'expliquons à l'article *extrait*, ou bien considérées comme glycose, et dosées après défécation de l'urine par le permanganate de potasse (méthode Dr Huguet).

Les matières minérales ou cendres de l'urine, donnent la mesure de la minéralisation de l'organisme. Leur dosage doit être très rigoureux en raison de l'importance des renseignements que l'on peut en tirer (voir page 27).

Le dosage de l'acidité urinaire présente un intérêt capital. Elle donne la mesure d'ensemble des acides organiques.

dés substances ternaires *non azotées* résiduelles.

Ces acides sont sous la dépendance des fonctions de l'estomac, de l'intestin et même de toutes les cellules de l'organisme. Ils augmentent dans l'urine lorsque les fermentations ou les transformations diastasiques en général sont défectueuses, ou que les oxydations sont insuffisantes ; nous verrons en traitant de l'acidité quel rôle joue le phosphate acide de soude dans l'acidité urinaire.

La matière colorante de l'urine émanant du foie, et en raison de sa toxicité doit être examinée avec attention : la présence de l'urobiline fébrile ou de pigments biliaires, étant toujours un indice sérieux dans les affections du foie.

L'analyse ne doit jamais négliger la recherche de l'indican, du skatol, dont la présence en quantité notable est toujours le signe de fermentations anormales, et quelquefois même de suppuration. L'on sait en effet que certains bacilles donnent naissance à des produits colorés (réaction de l'Indol).

A l'état sain le corps humain désagrège, assimile, brûle, excrète dans des conditions générales identiquement les mêmes pour chaque individu, travail dont les déchets nous donnent la valeur.

Ces déchets sont la scorie dont la quantité et surtout la qualité nous indique la quantité et la qualité du travail effectué, la quantité de vie produite si l'on peut s'exprimer ainsi.

La quantité d'urée, la quantité de matières organiques, la quantité de sels, en *chiffre absolu*, n'a pas une signification bien précise en raison des variations, qui peuvent se produire avec l'alimentation, l'exercice, etc.

Aussi a-t-on éprouvé le besoin de prendre comme base d'évaluation de la valeur des déchets, le poids du corps, l'âge, le sexe, etc.

Mais ces données elles-mêmes reposent sur des faits peu stables, et ne peuvent servir de base générale dans une analyse.

Or, il est admis, d'après les témoignages de nombreuses analyses, que, chez l'individu sain, les matières organiques sont éliminées dans la proportion à 5o o/o de l'extrait, 12 d'acide phosphorique pour 100 d'urée, 2,5 d'acide urique pour 100 d'urée, etc... (Voir page 16).

Ces proportions que l'on a appelées *Rapports d'échanges nutritifs* sont les seules données vraies sur lesquelles on puisse tabler dans l'état actuel de la science.

Ainsi, par exemple, l'acide phosphorique s'éliminant parallèlement à l'urée et à l'azote total, puisqu'il dérive de la molécule albuminoïde peut se trouver augmenté, c'est-à-dire devenir supérieur à 3 gr. 20, chiffre moyen, si la quantité d'urée est elle-même augmentée, sans qu'il y ait pour cela phosphaturie, le rapport restant normal.

Or l'urée elle-même augmente ou diminue chez un même individu, suivant son régime, suivant qu'il vit au grand air, ou au contraire, qu'il vit dans un air confiné, suivant la quantité de liquide qu'il absorbe, etc.

L'acide phosphorique varie à l'état sain sous les mêmes influences, et c'est la proportion qui existe entre le chiffre « urée » et le chiffre « acide phosphorique » qu'il convient de constater de préférence aux *chiffres absolus* qui ne peuvent donner séparément qu'une indication de peu de valeur (voir page 49).

Du reste il existe entre la fonction *anaérobie* et la fonction *aérobie* un équilibre que l'on doit retrouver dans les résultats analytiques de l'urine.

Cet équilibre nutritif est obtenu par

ain apport modéré et proportionnel d'oxygène dans l'organisme. Nous en avons
la preuve dans le fait que les fonctions
réductrices persistent et même augmentent alors que l'oxygène manque, après la
mort.

Ce qu'il faut comprendre par *échan-
ge nutritif* c'est donc bien la mutation
qui se produit entre l'apport nouveau et
la quantité de matières que restitue la
cellule. Il est évident que si le rapport
entre les déchets est normal, ces échanges
le seront aussi, quelqu'en soit le chiffre
absolu.

Tout en donnant la préférence aux
résultats basés sur les rapports d'*Echanges nutritifs*, nous ne pouvons méconnaî-
tre l'utilité de faire intervenir dans
certains cas le coefficient urologique,
c'est-à-dire les rapports entre le poids du
corps et celui des différentes subtances de
l'urine. Principalement lorsque les
échanges étant normaux, les chiffres absolus sont faibles.

D'après Parker un kilogramme de
matière vivante fournit théoriquement :

Eau par 24 heures	23 c/c
Urée	o 45
Acide hippurique	o oo6
Acide phosphorique	o o5
Acide urique	o oi

Chlore .... o 1o.
Acidité totale en Acide Phosphor. o 3o.

Les principaux rapports d'*Echanges nutritifs* sont les suivants :

Rapport Azoturique .... 9o o/o
Urée à Extrait.................. 5o o/o
Sels à extrait.................. 3o o/o
Acide phosphorique à Urée ..... 12 o/o
    —   — à Azote total.... 18 o/o
Acide urique à Urée............ 2,5o/o

Circonstances Pathologiques qui font varier dans l'urine les rapports normaux.

Pour que l'équilibre nutritif existe, sans parler des fonctions respiratoires, deux conditions principales sont exigibles.

1 L'acidité normale de l'estomac

2 L'alcalinité des humeurs.

En effet la fonction pepsique de l'estomac ne s'effectue bien qu'en présence de l'acidité normale c'est-à-dire produite par l'acide chlorhydrique et par la présence du lab fermente. Or s'il s'y forme des composés acides anormaux de fermentation, dûs à la présence de bactéries, ou de champignons, ces composés acides passent dans l'intestin, diminuent son alcalinité ou même la suppriment et en passant dans le sang diminuent également l'alcalinité des autres humeurs.

La deuxième condition essentielle de la désassimilation est alors amoindrie et les conséquences de cet état morbide se font sentir dans tout l'organisme.

L'estomac répand une mauvaise odeur, les fermentations intestinales qui contribuent à l'élaboration des aliments sont arrêtées, il se forme dans l'intestin des fermentations secondaires dont les produits intoxiquent l'organisme ou s'unissent au soufre des aliments pour former des sulfoconjugués tels que l'*indol*, le *skatol*, les *phénolsulfates*, qui sont résorbés et passent dans les urines. Le suc pancréatique perd de son activité, les graisses ne sont pas absorbées ou passent à l'état de graisses neutres et il en résulte que l'acide phosphorique qui n'est bien assimilable qu'à l'état d'acide glycérophosphorique ne peut se combiner à la molécule glycérique de la matière grasse puisque cette molécule n'a pu être mise en liberté par la saponification. D'où il résulte encore une diminution des lécithines si indispensables aux tubes nerveux, aux globules sanguins et à tant d'autres cellules. (Les lécithines renferment en puissance de l'*acide glycero phosphorique* qui s'en dégage sous l'action des alcalis ou des acides, en même temps que le corps gras qui rentre dans sa composition (acide palmitique, stéarique, oléique) et que la *choline* qui est elle-même une leucomaïne névrinique).

Les graisses ingérées et les graisses qui résultent de l'hydratation de la molécule albuminoïde ne trouvant dans les tissus qu'un milieu insuffisamment alcalin, dépourvu de fluidité et à faible pouvoir de translation, se fixent et ne sont brûlées que tardivement et qu'incomplètement.

L'on trouve alors fréquemment dans les urines entre autres produits anormaux de l'oxalate de chaux.

Ces produits acides dont nous donnons la liste page 42, peuvent être fournis non-seulement par un mauvais fonctionnement de l'estomac et de l'intestin, mais peuvent aussi se former dans les cellules des tissus dont la fonction hydratante n'est que la continuation de la désassimilation partielle effectuée par l'estomac, l'intestin, le pancréas et le foie. Il n'existe pas d'un organe à l'autre ou d'une série de cellules à une autre, une activité compensatrice qui augmente lorsque l'autre diminue. Si l'une des périodes est en retard, l'autre l'est aussi et il y a nutrition retardante lorsque l'organisme n'arrive pas à faire passer dans l'unité de temps, à l'état excrémentitiel les aliments ingérés.

Les oxydations sont elles-mêmes impuissantes à brûler les produits mal élaborés qui encombrent l'organisme, et suivant que les vices de la nutrition porteront sur les graisses, sur les hydrates de carbone, sur les matières azotées, ou qu'il y aura prédominance des acides, la goutte, la gravelle, l'obésité, le diabète, l'arthritisme, l'oxalurie, la lithiase biliaire seront engendrés.

Or en même temps que diminue l'alcalinité de la bile, diminue celle du sang et celle des humeurs en général. Les graisses, les peptones, les albumines, les sucres, ne rencontrant que des dissolvants insuffisamment alcalins ou des milieux acides, qui leur sont défavorables, ne seront plus amenés dans le temps normal à l'état excrémentitiel, l'urée diminuera en même temps qu'augmenteront les résidus azotés (voir azote total).

Alors les graisses s'accumuleront,

l'acide urique se précipitera dans les tissus, n'y trouvant pas l'élément alcalin qui puisse le dissoudre et faciliter sa transformation en urée, de l'acide oxalique se formera par combustion incomplète de l'acide urique, de l'oxalate de chaux apparaîtra dans les excreta, les phosphates devenus acides ne pourront s'assimiler, et s'élimineront en trop grande quantité, les sucres, en raison de la diminution de la fluidité du liquide qui les tient en dissolution, ne pourront se fixer dans les tissus et seront rejetés en nature.

La bile qui joue un rôle si important par son action sur les aliments au moment de leur pénétration dans l'organisme, ne possède plus, toujours sous l'influence pernicieuse de ces acides, sa valeur, elle perd son action régulatrice de l'alcalinité sanguine et la cholestérine se dépose dans la vésicule biliaire comme s'est déposé l'acide urique dans les tissus.

L'organisme tout en reconnaissant comme indispensable de rester alcalin, exige la formation et la permanence des acides de telle sorte que son alcalinité soit pour ainsi dire sans cesse renouvelée. L'hypoacidité lui est aussi nuisible, sinon plus que l'hyperacidité

L'albumine doit sa fluidité, son pouvoir osmotique au milieu alcalin qui la dissout, et forme avec elle des albuminates basiques, des alcalialbumines qui resteraient indéfiniment à cet état si les acides ne venaient se combiner aux bases et mettre en liberté l'albumine qui à l'état naissant est douée d'une plus grande affinité soit pour être assimilée, soit pour subir ses transformations finales. Si au contraire, l'organisme, comme dans la tuberculose principalement, par une suractivité morbide et pour conserver sa chaleur, se brûle lui-même et brûle entièrement les produits acides, l'albumine n'est plus extraite des sucs par défaut d'acidité, l'assimilation est défectueuse, l'azote est rejeté sans avoir été utilisé, l'organisme en un mot brûle les matériaux qui devraient servir à sa reconstitution.

Si la désassimilation vient à augmenter d'intensité, les oxydations peuvent jusqu'à un certain point devenir *momentanément* plus actives et compenser par un apport plus grand d'oxygène l'apport plus considérable de matériaux.

Mais, si cette augmentation de la désassimilation, devient *habituelle* ou si elle prend des proportions morbides les oxydations dont l'action est limitée au dynamisme de l'individu cessent d'être suffisantes.

Ces troubles de la nutrition qu'ils soient engendrés par excès, par défaut ou par perversion de l'activité des cellules, se reflètent naturellement dans l'urine ainsi que l'analyse permet de le constater, par l'évaluation des substances résiduelles (voir azote total, extrait).

L'analyse au point de vue diathésique s'impose très nettement. Mais elle est surtout utile au début de ces affections. Son importance diminue dans la période qui précède immédiatement l'état cachectique.

Supposons en effet qu'il y ait défaut d'assimilation par excès dans la période d'état : l'urée, les phosphates et tous les sels de l'urine d'origine alimentaire seront augmentés. La suractivité cellulaire existe aussi bien pour les cellules de l'estomac que pour les autres cellules de l'organisme d'où compensation des pertes par *polyphagie*.

Mais à force d'être surmené l'estomac finira par refuser une aussi grande quantité d'aliments et la période de cachexie commencera. L'urée sera bien encore augmentée mais l'acide phosphorique ainsi que les autres sels de l'urine seront diminués. Il y a alors *autophagie* l'urée produite l'est au détriment de la substance assimilée, au lieu de l'être par un pport compensateur d'aliments.

Nous retombons alors dans les cas de tuberculose où conduisent d'ailleurs souvent les affections qui nuisent à la nutrition.

Dans un état de cachexie avancée l'urée elle-même diminue lorsque la *dénutrition a eu lieu par excès de désassimilation*, il arrive donc un moment où l'urine perd son caractère véritable, et l'analyse ne peut plus déceler qu'un état morbide consécutif aux affections diathésiques.

Il n'en est pas de même lorsque comme c'est la généralité des cas, l'urée est diminuée par rapport à l'azote total, c'est-à-dire lorsque le ralentissement de la nutrition a lieu par *défaut de désassimilation*. Les mêmes produits résiduels encombrent bien l'organisme, il y a bien aussi formation anormale de produits acides, mais le malade dans ce cas n'éprouve pas autant le besoin de manger beaucoup, ne court pas le risque de fatiguer son organisme, comme cela se produit dans les affections diathésiques *par excès de désassimilation*.

Il importe donc au plus haut point, dans les deux cas, en dehors de l'évaluation des sels, de constater par l'analyse le rapport de l'urée à l'azote total, de voir en un mot s'il y a excès ou défaut de désassimilation.

Dans le premier cas la terminaison est la cachexie. Dans le second cas le malade est surtout menacé de rhumatisme, de diabète à forme bénigne, de néphrite, à cause de la précipitation des urates, oxalates, etc., dans le rein ou d'autointoxication.

Dans le premier cas une alimentation abondante et riche en substances albuminoïdes est nécessaire, dans le second cas un régime modéré et même exclusivement lacté amène rapidement une amélioration sensible.

Soit par excès, soit par défaut la diathèse entraîne toujours une surminéralisation de l'organisme au début, dans la période d'état (voir azote total).

Les chiffres normaux sont :
Azote total................. 15.80
Matières minérales......... 18.50

Chez l'arthritique on trouve :
    Azote total...... 14 gr. 60
    Matière minérale. 24 gr. 80

Dans la tuberculose c'est l'inverse qui a lieu, les deux chiffres absolus sont affaiblis, mais l'azote devient supérieur aux matières minérales.

Tuberculeux.
    Azote total......... 10 gr.
    Matières minérales.   9 gr.

APPRÉCIATION DES RÉSULTOTS ANALVOIQUES

Volume

Le volume de l'urine lorsqu'il est normal est de 1200 c.^{m}3 chez la femme, 1.500 chez l'homme.

La quantité augmente dans le diabète, l'azoturie, la néphrite intersticielle chronique. Elle diminue dans les affections aiguës des reins, les congestions du foie et les fièvres.

Le changement de volume, en plus ou moins doit toujours faire craindre des troubles de la nutrition.

Densité de l'urine

La densité de l'urine, si la quantité en 24 heures est normale et si l'urine ne contient pas de sucre donne la mesure approximative des matériaux solides dissous.

La densité peut être élevée (1030 dans une urine peu chargée en matériaux, si la quantité émise en 24 heures est au-dessous de la normale (800 c.^{m}3 par exemple).

Elle peut être faible dans une urine très chargée s'il y a polyurie.

C'est donc la connaissance de la quantité émise en 24 heures qui permet d'apprécier la valeur réelle de la densité.

ACIDITÉ

On mesure l'acidité à l'aide d'une solution décinormale de soude. L'acidité moyenne est égale à 3o cent.cubes de cette solution, ou, évaluée en acide sulfurique 1 gr. 55, en acide phosphorique 1 gr. 20, en acide chlorhydrique 1 gr. 4o.

L'acidité des urines est due principalement au phosphate acide de soude, à des traces acides gras libres volatils ou non volatils, aux acides sarcolactique, oxalique et à l'acide hippurique.

L'acide urique est sans action sur le papier de tournesol, mais son rôle dans l'acidité urinaire est très important. C'est par lui que le phosphate neutre de soude est transformé en phosphate acide qui donne à l'urine, ainsi que nous venons de le dire, une partie de son acidité.

L'acidité totale de l'urine augmente dans les dyscrasies acides par la présence en excès des acides anormaux organiques voir page 9.

L'acidité au contraire diminue dans la tuberculose, les maladies mentales et dans les affections qui entraînent la misère physiologique.

Le dépôt d'acide urique que l'on remarque dans les urines acides ne signifie nullement que cet acide y est abondant; ce phénomène indique la présence en excès des acides organiques qui déplacent l'acide urique de ses combinaisons alcalines.

L'ingestion d'acides citrique et tartrique donne à l'urine une réaction alcaline qui résulte de leur transformation en carbonate dans l'organisme.

L'urine devient alcaline dans les affections de la vessie par fermentation ammoniacale de l'urée, sous l'influence du micrococcus ureœ, ou par abus des boissons alcalines.

EXTRAIT

L'extrait représente la totalité des substances contenues dans l'urine, c'est-à-dire les substances organiques et les matières minérales. On l'obtient en faisant évaporer au bain-marie à 100°, 10 cm³ d'urine. En calcinant l'extrait on obtient les cendres ou sels de l'urine, et l'on a par différence le poids des matières organiques.

L'extrait normal pèse pour 24 heures

de 56 à 60 grammes. Pour évaluer un extrait, il convient de s'assurer si le rapport « urée à extrait » est normal. Ce rapport est normalement de 50 d'urée pour 100 d'extrait.

Si l'extrait est augmenté en chiffre absolu, cette augmentation peut porter soit sur une production trop considérable de sels (déminéralisation ou surminéralisation), soit sur une formation anormale de substances résiduelles azotées ou non azotées, ou sur tous les composants de l'extrait.

Pour savoir sur lesquelles de ces substances porte l'anomalie il suffit d'établir les rapports « sels à extrait », « urée à extrait » et aussi le rapport azoturique.

Si l'on obtient le taux suivant : *sels à extrait 40 o/o* au lieu de 30 o/o et que d'autre part le chiffre des éléments organiques soit normal ou augmenté en chiffre absolu, l'on devra conclure à la présence en excès des matières minérales, comme c'est le cas chez les arthritiques par exemple.

Si au contraire les éléments organiques sont faibles, si l'urée est diminuée ainsi que l'azote total, et que, tout en restant faible, le chiffre des éléments minéraux donne un rapport « sels à extrait » supérieur à 3o o/o, l'on est en droit de supposer qu'il y a déminéralisation portant soit sur les phosphates, soit sur les chlorures, soit même sur les sulfates ; et sur ce point, les chiffres absolus et leur rapport à l'azote total permettront d'apprécier.

Si au contraire l'on obtient par le calcul le rapport suivant :

$$\frac{\text{Sels} \ldots \ldots \ldots \ldots \quad 18 \text{ gr.}}{\text{Extrait} \ldots \ldots \ldots \ldots \quad 7o \text{ gr.}} = 25 \text{ o/o}$$

La conclusion à tirer est celle-ci :

La quantité de sels en chiffres absolus étant normale, l'augmentation de l'extrait porte sur les substances organiques, soit azotées, soit non azotées.

Et pour distinguer à laquelle de ces deux substances est imputable l'anomalie, le rapport azoturique, c'est-à-dire le rapport qui existe entre *l'azote de l'urée* (azote utilisé) et l'azote total, rapport, qui est normalement de 9o o/o, nous donne la valeur des substances azotées résiduelles.

En effet si ce rapport est de 7o o/o seulement, 3o o/o de l'azote total sera passé dans les urines à l'état de substances ternaires azotées incomplètement oxydées.

Or si avec un tel rapport le dosage indique 3o gr. d'urée, et 15 gr. d'azote total, la composition de cet extrait sera ainsi définie :

Sels 18
Urée 3o

3o o/o de l'azote total
soit 4 gr. 5o calculés en urée   9 6o
<hr>
57 6o

La différence entre 57 gr. 6o et 7o, poids de l'extrait, soit 12 gr. 4o représentera la valeur approximative des substances ternaires *non azotées* que la méthode du Dr Huguet par le permanganate permet de doser d'une façon plus scientifique.

L'évaluation de ces substances résiduelles a une importance capitale, Tant que dure la dépuration urinaire, l'organisme reste indemne, mais qu'elle devienne insuffisante comme cela se produit souvent à la suite de troubles nutritifs prolongés, des phénomènes d'intoxication ne tardent pas à se produire.

AZOTE TOTAL

RAPPORT AZOTURIQUE

On désigne sous le nom de Rapport azoturique, cœfficient d'utilisation azotée, le rapport qui existe entre l'azote de l'urée (azote utilisé) et l'azote résiduel.

L'azote total représente l'azote de l'urée, l'azote de l'acide urique et de plus l'azote des substances résiduelles azotées.

Normalement 90 o/o de l'azote ingéré est utilisé et passe à l'état d'urée, dernier terme des actes chimiques de l'organisme.

Le dosage différentiel entre l'azote de l'urée et l'azote total, permet. donc d'apprécier la valeur des fonctions nutritives générales.

Un rapport azoturique diminué indique toujours une diminution des oxydations et la formation de substances résiduelles azotées, et même non azotées, car le défaut d'oxydation peut porter, et porte généralement aussi sur les hydrates de carbone.

Ainsi une urine dont le rapport azoturique serait de 70 o/o aura toujours l'extrait augmenté par rapport à l'urée.

Lorsque le rapport azoturique est augmenté, la quantité d'urée en 24 heures est généralement au-dessus de la normale, c'est l'indice d'une désassimilation trop active des substances azotées.

L'homme sain, avec 1 gr. de matière minérale, produit 0,82 d'azote :

$$\frac{15,24}{18,50} = 0,82$$

Le tuberculeux, avec 1 gr., produit 1 gr. 12 d'azote :

$$\frac{10,11}{9} = 1,12$$

L'arthritique, avec la même quantité de sel, ne produit que 0,58 d'azote :

$$\frac{14,58}{24,78} = 0,58$$

URÉE

L'urée représente les derniers termes des actes chimiques de l'organisme. Son rapport à l'extrait est de 5o o/o. Elle dérive de la molécule albuminoïde, principalement par hydratation directe dans le foie, et dans l'organisme par oxydation des termes intermédiaires azotés, tels que les uréides (voir acide urique) ; il s'en forme aussi par hydrolyse dans les tissus.

La quantité d'urée est normalement de 3o grammes chez l'homme et de 26 grammes chez la femme, mais suivant le régime, l'exercice ou la vie sédentaire cette quantité peut augmenter ou diminuer.

Dans les affections du foie, l'urée diminue et l'urine renferme un excès de substances résiduelles azotées ainsi que des toxalbumines, dans une proportion qui augmente au fur et à mesure que l'urée diminue. Le coefficient urologique de l'urée et le rapport azoturique donneront à cet égard des renseignements certains, et il ne sera pas rare de trouver dans l'urine, lorsque l'insuffisanee hépatique sera la principale cause de la diminution de l'urée, de la leucine, de la tyrosine, les produits sulfoconjugués, en même temps qne l'on constatera un excès d'acide urique et de composés xanthiques.

Les affections du foie ne sont toutefois pas les seules causes des variations de l'urée.

Celle-ci peut augmenter ou diminuer suivant que la *désassimilation générale* est augmentée d'intensité, ou au contraire diminuée.

Dans les affections diathésiques il est de toute importance de doser l'urée en raison des modifications à apporter au régime alimentaire, suivant qu'il y a excès d'urée, c'est-à-dire excès de la désassimilation azotée, ou diminution de l'urée, c'est-à-dire insuffisance des fonctions anaérobie et aérobie, voir page 25.

Lorsque la désassimilation azotée est excessive et que la quantité d'urée dépasse 40 gr. pour atteindre quelquefois le chiffre de 80 gr. par 24 heures, cet état constitue l'azoturie.

L'azoturie accompagne souvent le diabète mais peut exister sans que l'on trouve dans les urines aucune trace de sucre. En même temps le volume de l'urine augmente considérablemeut et lorsque de l'albumine se trouve dans l'urine, ce qui n'est pas rare, c'est généralement de la globuline presque pure d'origine digestive, sans lésion apparente des reins.

Éléments minéraux

L'extrait renferme 30°/₀ de matières minérales, phosphates, sulfates, chlorures et carbonates.

Le phosphore, le soufre, le chlore se dégagent de la molécule albuminoïde au moment de sa désagrégation, s'oxydent et se transforment en sels de chaux, de soude, et de magnésie.

Le chiffre absolu des cendres est en moyenne de 18 grammes.

Dans l'arthritisme, ce chiffre peut atteindre 24 grammes.

Lorsque l'azote total est faible par rapport au poids du corps, et que les éléments minéraux sont augmentés par rapport à l'extrait, il peut y avoir déminéralisation,

Sur ce point, il conviendra d'examiner les chiffres absolus des phosphates, sulfates et chlorures et leur rapport à l'urée et à l'azote total. (Voir page 19.)

Dans la tuberculose, le chiffre des cendres devient inférieur à celui de l'azote total.

Éléments organiques

La quantité des substances organiques s'obtient en déduisant le poids des cendres de celui de l'extrait.

Nous avons vu qu'en dehors de l'urée, l'urine renfermait normalement une certaine quantité de produits résiduels, les uns azotés, les autres non azotés. La réunion de tous ces produits y compris la matière colorante constitue les éléments organiques de l'urine.

Lorsque le rapport azoturique est diminué, les substances organiques résiduelles se trouvent augmentées. Dans les affections du foie et principalement dans les affections aiguës, ce sont les substances résiduelles *azotées* qui prédominent.

Dans le diabète avéré, comme dans le diabète virtuel les substances ternaires *non azotées* résiduelles peuvent prendre des proportions considérables, et atteindre quelquefois 30 à 40 gr. par 24 heures.

Il en est de même, mais à un degré moindre, dans les affections diathésiques en général, et surtout dans la *goutte*. (Voir Extrait, page 32.)

Substances Ternaires azotées

Urée
Acide Urique
Créatinine
Acide Hippurique
Xanthine
Acide Indoxylsulfurique
Acide Skatoxylsulfurique

Et les matières extractives azotées à l'état de traces :

Leucine
Carnine
Guanine
Tyrosine
Allantoïne
Cystine
Acide Oxalurique
Aspartique
Glutamique
Leucomaïnes

Substances Ternaires

non azotées

Acide lactique
— Benzoïque
— Succinique
— Phénique
— Taurylique
— Damolique
— Damalurique
— Formique

— Acétique
— Butyrique
— Propionique
— Phosphoglycérique
— Phénolsulfurique

Toxicité urinaire

L'urine est normalement toxique. Ce sont les substances extractives dont nous donnons ci-dessus la liste qui contribuent pour une large part à cette toxicité, en même temps que la matière colorante et la potasse.

L'organisme à l'état sain renferme toujours une quantité minime de leucomaïnes et de toxines. Ces produits augmentent lorsque se produisent des troubles de la nutrition. Dans les maladies infectieuses, des toxines spéciales, des toxalbumines fabriquées par les microbes qui ont envahi l'organisme viennent ajouter leur toxicité à la toxicité normale des tissus.

Les toxines au point de vue nocif se

comportent commé le font les produits de sécrétion en général téls que la pepsine, la présure, la trypsine, l'invertine, l'amylase pancréatique.

La toxicité de ces produits de sécrétion augmente considérablement lorsqu'on les injecte directement dans le sang ou par la méthode sous-cutanée. Dix centigrammes de pepsine injectés dans ces conditions tuent un lapin en 2 ou 3 jours.

La peptone elle-même, introduite directement dans le sang, produit des désordres analogues à ceux que provoque la pepsine. Il est toutefois probable que les effets nocifs attribués à la peptone sont dûs à des produits plus avancés de digestion.

On sait du reste que la peptonurie a été signalée dans une foule de maladies : Affections mentales, phtisie, néphrite, pneumonie, croup, ostéomalacie, abcès du foie, soit que ces peptones ou albumoses dérivent de digestions mal faites, soit qu'elles proviennent du déversement dans le sang des produits extravasés, des globules blancs ou qu'elles aient été resorbées dans les foyers purulents.

Dans les néphrites consécutives à ces affections, les substances toxiques fournies par les tissus, au lieu de s'éliminer par les urines, sont retenues dans l'organisme et déterminent les accidents si fréquents de l'urémie.

La toxicité urinaire diminue alors à mesure qu'augmentent les phénomènes d'intoxication.

A l'état sain, 45 em 3 de l'urine d'un adulte, suffit pour tuer un kilogramme d'animal. C'est cette quantité que Bouchard appelle *urotoxie* et *coefficient urotoxique* de l'homme; le nombre d'urotoxies fabriquées par l'unité de temps. L'adulte à l'état sain produit en 24 heures par kilogramme de son poids une quantité de poison urinaire capable de tuer 464,5 de matière vivante.

Acide Urique

L'on considère l'acide urique comme provenant des noyaux cellulaires et des globules blancs par oxydation incomplète de leurs albuminoïdes spéciaux.

Le foie est le lieu principal de formation de cet acide, il s'en forme cependant dans tout l'organisme.

Sa genèse serait tout-à-fait indépendante des phénomènes de la nutrition qui donnent naissance à l'urée.

L'acide urique se transforme en urée en deux phases différentes :

1° Par hydratation ;
2° Par oxydation.

L'hydratation donne directement de l'alloxane et de l'urée ; l'oxydation transforme à son tour l'alloxane en urée et en acide oxalique, lequel après une nouvelle fixation d'"oxygène est éliminé par le poumon à l'état d'acide carbonique.

La quantité normale d'acide urique éliminaire en 24 heures est de 0,50 centigrammes environ. Son rapport à l'urée est de 2,5 o/o.

L'acide urique ne varie guère dans l'organisme, et les quantités plus ou moins considérables que l'on trouve dans l'urine sont dues surtout à des phénomènes qui déterminent sa rétention dans l'organisme ou au contraire son expulsion.

Ainsi, chez les arthritiques, dans la période intercalaire, l'acide urique, en raison de l'*acidité exagérée* des humeurs est précipité de ses combinaisons sodiques et retenu par l'organisme.

Il y a au contraire décharge au moment des crises et c'est à ce moment que l'acide urique *urinaire* est augmenté.

Cependant, dans les affections du foie, l'acide urique peut augmenter *en fait* lorsqu'il se produit une insuffisance notoire de dépuration de cet organe, parce que, à ce moment, les globules blancs, dans un but de défense, s'y rendent en plus grande quantité.

C'est ce même phénomène, mais plus accentué encore, qui se produit dans la leucocytémie, affection dans laquelle l'acide urique peut atteindre 3 grammes par 24 heures.

Acide phosphorique

L'acide phosphorique prend naissance dans le duodenum où il se combine à la molécule glycérique, de la manière suivante :

Les matières grasses, en se combinant en partie aux alcalis de la bile et aux bases du liquide pancréatique, laissent en liberté de la glycérine, ou plutôt le

radical glycérique (C⁶ H²), lequel s'unit
à son tour, à l'état naissant, avec le phosphore apporté par les aliments.

C'est donc à l'état d'acide glycérophosphorique que le phosphore pénètre
dans l'organisme.

Arrivé en milieu alcalin dans le sang
et dans les humeurs, l'acide glycérophosphorique se transforme en phosphate bi-
basique et tribasique, la molécule glycérique est immédiatement brûlée.

Pour être assimilé l'acide phosphorique doit être neutralisé par les bases,
(la soude, la potasse, la chaux principalement) qu'il rencontre dans l'intestin,
dans le sang et dans les humeurs.

Les traités d'urologie donnent comme
chiffre moyen 3 gr. 20 d'acide phosphorique total en 24 heures. Ce chiffre est un
peu élevé, 2 gr. 80 est celui que l'on ob.
tient le plus généralement en dosant ensemble le phosphore incomplètement
oxydé et l'acide phosphorique des phosphates.

Le rapport « acide phosphorique à
l'azote total » égale 18 o/o.

Le rapport à l'urée est de 10 à 12 o/o
L'augmentation des phosphates urinaires
est sous la dépendance de la formation
anormale des acides organiques, qui les

transforment en phosphates *acides* : à cet état ils ne sont plus assimilables.

C'est ainsi qu'ils augmentent dans la tuberculose, dans les dyscrasies acides, l'ostéomalacie, la goutte, l'arthritisme, la lithiase biliaire etc.

La décalcification des os n'a d'autre origine que la présence dans l'organisme de ces acides au nombre desquels se trouve en première ligne *l'acide lactique.*

L'acide phosphorique provenant en majeure partie de la désintégration des substances albuminoïdes, il est naturel que son élimination suive une marche parallèle à celle de l'azote total.

Lorsque la quantité d'acide phosphorique dépasse 1/3 de l'azote total on est en droit de conclure à la phosphaturie, quelle que soit d'ailleurs la quantité d'acide phosphorique en chiffre absolu.

C'est donc le rapport à l'urée et à l'azote total qui permettra de conclure à la présence en excès du phosphate, et non le chiffre absolu d'acide phosphorique.

« Il convient de distinguer la phosphaturie absolue et la phosphaturie relative. Dans la première variété le chiffre brut de l'acide phosphorique est augmenté ; il atteint ou dépasse 4 gr. par 24 heures. Dans la seconde variété il peut

même descendre au-dessous de la normale, mais son rapport à l'azote total, rapport qui dans l'état ne dépasse pas 18 o/o
s'accroit plus ou moins, et peut s'élever à
3o, 4o et même 5o o/o. Il n'y a pas phosphaturie dans le sens absolu du mot,
mais il y a désassimilation exagérée des
organes riches en phosphore. » (Albert
Robin).

Acide sulfurique

Le soufre est introduit dans l'organisme de la même manière que le phosphore par désintégration des albuminoïdes.

Oxydé on le retrouve dans les urines
à l'état de sulfate.

Une faible partie de soufre passe dans
les urines à l'état d'acides *sulfoconjués*,
sous forme de *indoxysulfates*, *phénolsulfates* et *skatoxylsulfates*.

Les produits sulfoconjugués augmentent dans les urines, lorsqu'il se forme des
fermentations anormales de l'intestin,

lorsque la dépuration par le foie est insuffisante ou dans certaines suppurations intestinales.

On appelle cœfficient de Baumann, le rapport de l'acide sulfurique incomplètement oxydé à l'acide sulfurique des sulfates, ce rapport est de 1/10.

Acide chlorhydrique

Les chlorures sont sous la dépendance directe de l'alimentation et varient dans l'urine suivant l'ingestion plus ou moins grande de sel. Il en résulte que le rapport sels à extrait est souvent ou augmenté ou diminué du fait de ces variations alimentaires.

Il est donc indispensable avant de conclure à une désassimilation de s'assurer du chiffre des chlorures, et d'établir séparément les rapports acide phosphorique à urée et acide sulfurique à urée.

Il est bon de se souvenir que dans la tuberculose, après la phosphaturie, c'est la chlorurie qui commence, et à côté du

chiffre très diminué de l'acide phosphorique, on constate un chiffre *relativement*
élevé de 10, 12 et 15 grammes de chlorure
de sodium.

L'hypochlorurie, quand elle se produit graduellement, et d'une façon très
marquée, est considérée comme le signe
d'un travail inflammatoire purulent,
quand le chiffre tombe à 1 gramme par
24 heures le symptôme est alarmant.

Dans les épanchements de sérosité
le chiffre des chlorures au moment de
l'épanchement diminue notablement dans
les urines pour reparaître en abondance
au moment de la résorption.

Notes sur les albumines urinaires

Un grand nombre d'urines renferment des traces de matières albuminoïdes que la chaleur et l'acide azotique ne peuvent déceler. Ce sont les *pseudomucines* ou *nucleoalbumines* provenant surtout du mucus sécrété par les glandes des voies urinaires. Ainsi chez la femme c'est l'exception lorsque l'urine ne donne pas la réaction de l'albumine, en raison de la présence de leucocytes et de débris épithéliaux qui abandonnent leurs albuminoïdes par macération dans ce liquide,

Mais ces mêmes albuminoïdes se rencontrent aussi dans l'urine, dans les infections du foie, à cause de la présence d'une quantité anormale de leucocytes dans l'ictère, et chez des malades atteints de lésions secondaires du rein, à la suite de diphtérie, de scarlatine ou d'ingestion de substances irritantes et dans les affections catarrhales des voies urinaires, de la vessie en particulier.

Ces nucléoalbumines ou pseudomucines quoique différentes de l'albumine vraie ou sérine, n'en ont pas moins une signification que l'examen au microscope du dépôt et le dosage de l'acide urique, si la quantité en est notable, permettront d'apprécier. (L'acide urique augmente jusqu'à 3 grammes par jour dans le cas de leucémie.)

Il est aujourd'hui démontré qu'il peut exister daus l'urine, de la sérine sans qu'il y ait altération des reins.

On distingue donc :

1° *Les albumineries rénales ou brigtiques* celles qui existent à la suite de lésions du rein, avec un dépôt renfermant des cylindrdes et es débris épithéliaux provenant des tubes urinifères.

2° Des *albumineries fonctionnelles* qui apparaissent sans qu'il y ait de lésion nettement déterminée du rein.

Elles comprennent :

1° Les albuminuries d'ordre digestif ou hépatique.

2° Les albuminuries d'ordre névropathique.

3° L'albuminurie de la station debout ou « *orthostatique* ».

Ces albumineries sont généralement sous la dépendance de troubles circulatoires et de modifications apportées à la ression sanguine.

Qu'il s'agisse d'albuminuries brighti-ques ou d'albuminuries fonctionnelles, c'est généralement un mélange de globu-line et de sérine que l'on rencontre dans les urines.

L'urine, sans qu'il y ait lésion du rein, ou même congestion par suite de troubles circulatoires, peut renfermer *des peptones*.

Les *peptones* dérivent directement de l'albumine par hydratation. C'est une forme d'albumine moins complexe, plus facilement dialysable, et non coagulable par la chaleur.

Nous signalerons seulement les va-riétés de peptones.

Hetero albumoses.
Proto albumoses.
Deuteroalbumoses,
qui ne sont que des peptones elles-mêmes de composition moins complexe.

Les peptones apparaissent dans les urines, à la suite de fermentations anor-males de l'intestin et dans les fièvres infectieuses. Dans ces cas là, on admet-trait généralement que les troubles nutri-tifs qui résultent de l'état de fièvre don-neraient naissance à une formation anor-male d'albumoses qui seraient éliminées par le rein.

Médicaments Injectables

La stérilisation des médicaments injectables ne consiste pas à chauffer simplement à 120° les solutions titrées.

Un grand nombre de produits à cette température et sous la pression, se décomposent, s'hydratent et peuvent, dans certains cas, former des composés dangereux.

Il est donc rigoureusement nécessaire d'employer pour chacun d'eux une méthode en rapport avec le degré de sensibilité.

Les huiles qui servent de dissolvant doivent être lavées à l'alcool, puis stérilisées à 150°.

La forme des ampoules généralement en usage oblige les médecins à verser le liquide dans une cupule quelconque.

La forme des ampoules dont nous nous servons obvient à cet inconvénient et permettent de puiser le liquide directement avec l'embout de la seringue Pravaz.

.Celles de 25 et 50 cm³ fonctionnent par soufflerie avec un tube à deux boules à l'aide d'un dispositif spécial.

Nombre d'ampoules par boîte	Noms des médicaments	Doses par cent. cube	Observations
6 ou 12	Cacodylate de soude. Eau dist. stérilisée q. s.	0.05	Même dose étendue dans 10, 2o, 3o, 5o c^m3 à injecter en une fois.
6 ou 12	Cacodylate de fer Eau distillée stér. q. s.	0.05	»
6 ou 12	Cacod. soude — fer — magnésie Eau distillée stér. q. s.	0.02 0.02 0.01	»
6 ou 12	Cacodylate de Gaïacol Huile stérilisée q. s.	0.01	»
12	Gaïacol crist. Iodoforme Huile stérilisée q. s.	0.05 0.01	»
12	Gaïacol crist. Eucalyptol Iodoforme Huile q. s.	0.05 0.15 0.01	»

Nombre d'ampoules par boîte	Noms des médicaments	Doses par cent. cube	Observations
6	Gaïacol crist. Chlorhyd. cocaïne Huile stér. q. s.	0.33 0.04	Cette dose est très bien supportée
6	Camphre Huile stér. q. s.	0.20	»
6	Chlorhyd. sulfate de Quinine Eau distillée stér. q. s.	0.25	Cette dose peut être diluée dans un sérum phosphaté à 50^{cm3} à injecter en une fois.
6	Caféine Eau dist. stér. benzoate soude q. s.	0.25	Même dose dans une ampoule de de 50^{cm3} (s'injecte par soufflerie).
6	Spartéine Eau dist. stér. q. s.	0.02	»
12	Lécithine Huile stér. q. s.	0.05	La lécithine est d'abord dissoute dans l'éther. Après le mélange celui-ci est évaporé au B. M.
5	Digitaline crist. Eau dist. stér. q. s.	$\dfrac{1}{10}$ de milli.	»

Nombre d'ampoules par boîtes	Noms des médicaments	Doses par cent. cube	Observations
6 ou 12	Salicylate de soude Eau dist. stér. q. s.	1 g.	»
6	Pipirazine Eau dist. stér. q. s.	0.10	Forme avec l'acide urique un urate très soluble.
6	Aconitine crist. Eau dist. stér. q. s.	$\frac{1}{10}$ de milli.	»
6	Pilocarpine Eau dist. stér. q. s. pour un cm3	0.005 milli.	»
12	Peptonate de mercure Solution à 4o/o représentant par centim. cube Sublimé peptonisé	0 04	»
6 ou 12	Iodure de potassium Bi-iodure Hg. Eau dist. stér. q. s. pour un cm3	1 0.04	»

Nombre d'ampoules par boîte	Noms des médicaments	Doses par cent. cube	Observations
6 ou 12	HUILE BI-IODURÉE Bi-iodure de mercure Huile stér. q. s.	0.004	L'huile est lavée à l'alcool, le sel dissous dans un mélange d'alcool et d'éther et le tout porté à l'étuve jusqu'à éclaircissement complet.
6 ou 12	Benzoate de mercure Chlorure de sodium Ch^{te} de cocaïne Eau d. st. q.s.	0.0075 0.05 0.005	»

SÉRUMS ARTIFICIELS

Nombre d'ampoules par boîte	Noms des médicaments	Dose par cent. cube	Observations
	SÉRUM PHYSIOLOGIQUE Chlorure de sodium Eau distillée	7 1000	En ampoules de 25, 50, 125, 250, 500 cent. cubes
	SÉRUM de CHÉRON Acide phénique neige Chlorure de sodium Phosphate de soude Sulfate soude Eau dist. stér.	1 2 4 8 100	En ampoules de 5 et 10 cent· cubes

Nombre d'ampoules par boite	Noms des médicaments	Doses par cent. cube	Observations
	SÉRUM de HUCHARD		
	Phosphate de soude	10	En ampoules de
	Chlorure de sodium	5	5 et 10 cent. cubes
	Sulfate soude	2.50	
	Acide phénique pur	1.50	
	Eau d. s. q. s. pour 100 cm3.		
	SÉRUM de CONTANI		
	Carbonate de soude	3	»
	Chlorure de sodium	4	
	Eau distillée q. s. pour	1000	
	Sérum de Renzy		
	Iode pur	1 gr.	En ampoules de
	Iodure de potassium	3	200 à
	Chlorure de sodium	5	300 cent. cubes
	Eau dist. stér.	1000	

TABLE DES MATIÈRES